DU TRAITEMENT

DES

ADÉNITES SUPPURÉES DU COU

PAR

LE Dr H. OBISSIER

Mémoire présenté à la Société de Médecine et de Chirurgie de Bordeaux.

BORDEAUX

IMPRIMERIE G. GOUNOUILHOU

II — RUE GUIRAUDE — II

1878

DU TRAITEMENT

DES

ADÉNITES SUPPURÉES DU COU

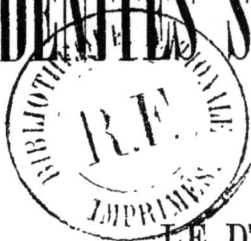

PAR

LE Dr H. OBISSIER

Mémoire présenté à la Société de Médecine et de Chirurgie de Bordeaux.

BORDEAUX

IMPRIMERIE G. GOUNOUILHOU

II — RUE GUIRAUDE — II

1878

DU TRAITEMENT

DES

ADÉNITES SUPPURÉES DU COU

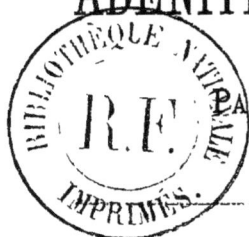

PAR LE Dr H. OBISSIER

AVANT-PROPOS

Dès mes premiers débuts dans la pratique médicale, j'eus à traiter des adéno-phlegmons suppurés de la région cervicale. Cette maladie fut une de celles que je rencontrai le plus fréquemment, et les divers moyens de traitement préconisés par nos différents classiques ne me donnant pas une entière satisfaction, je recherchai dans les divers auteurs les procédés successivement imaginés, et je résolus d'essayer une nouvelle méthode, dont les différents mémoires que j'avais lus m'avaient suggéré l'idée. Les traitements très divers qu'on a dirigés contre les adénites de la région inguinale sont en très grand nombre; mais, chose singulière, on ne trouve que bien peu d'auteurs qui se soient occupés des adénites suppurées du cou. D'habiles praticiens se sont ingéniés à inventer des méthodes de traitement capables de guérir le bubon vénérien sans laisser de trop grandes cicatrices, et

2.

fort peu, au contraire, ont eu la même préoccupation pour la région du cou, où la chose a cependant infiniment plus d'importance. Dans presque tous les traités de pathologie externe, au chapitre *traitement des adénites des ganglions du cou,* on trouve indiqué, comme moyen uniquement recommandé, à la période de suppuration, l'incision avec le bistouri. Or, si on incise, il en résulte forcément toujours une cicatrice qui, dans les cas heureux, mais pas toujours, sera peu étendue, il est vrai, mais n'en sera pas moins désagréable, vu la région où elle sera placée.

Chez les enfants, l'adénite sous-maxillaire est une maladie commune. Le lymphatisme et la scrofule sont très fréquents dans le jeune âge. La moindre lésion cutanée peut amener l'inflammation des ganglions lymphatiques, et souvent ceux-ci s'enflamment et entrent rapidement en suppuration, en entraînant de proche en proche les ganglions voisins dans la même évolution. Cette affection, très répandue dans la seconde enfance, a le privilége d'effrayer les parents, qui redoutent avec raison que l'enfant, une fois guéri, ne conserve une de ces cicatrices que le vulgaire désigne sous le nom d'*écrouelles,* quelle qu'en soit l'origine, pourvu qu'elle siége au cou.

Ces cicatrices, tout le monde les connaît : elles sont tortueuses, blâfardes, déprimées, tirent la peau en divers sens, car le plus souvent il y a eu, en même temps que destruction du tissu cellulaire sous-cutané, perte de substance des lèvres de la plaie par gangrène moléculaire, et le tissu cicatriciel qui s'est formé a tendu la peau au point d'occasionner parfois des attitudes vicieuses.

Le malheureux porteur de ces cicatrices devient un objet de dégoût pour un grand nombre de gens, qui voient dans toute cicatrice du cou le signe indiscutable de la scrofule, et désignent parfois par ce nom une maladie caractérisée par le suintement continuel d'un liquide purulent à travers des orifices ne se fermant jamais entièrement.

L'adénite du cou peut également être grave, à cause de sa durée, qui souvent, chez les scrofuleux, est très longue. Parfois un seul ganglion est atteint au début; mais, aussitôt qu'il est ouvert, ses voisins s'enflamment à leur tour, et il en résulte une large ulcération grisâtre, bordée par des lambeaux de peau amincie et décollée, sous lesquels croupit un pus mal lié, fétide, et s'écoulant au dehors en abondance. Le mal devient alors d'une ténacité désespérante : le sujet s'étiole et s'épuise, devient de moins en moins apte à fournir les matériaux nécessaires à la cicatrisation, et tombe finalement dans un état de marasme d'où on ne le tire qu'à grand'peine.

Chez l'adulte, la maladie est fréquente aussi; tout le monde connaît les remarquables travaux du baron Larrey sur l'adénite cervicale des jeunes conscrits.

Ce qui est incontestable, c'est que la maladie est des plus communes, que sa durée, souvent très longue, en aggrave beaucoup le pronostic; enfin qu'après la guérison il reste souvent une cicatrice dont la présence est infiniment regrettable. Toutes ces raisons appellent la sollicitude du médecin, qui doit se proposer un double but : *guérir vite, guérir sans que le malade soit affligé de cicatrices apparentes.*

J'essaierai d'exposer brièvement les différents

procédés qui ont été employés; je chercherai à expliquer les raisons qui m'ont déterminé à en imaginer un nouveau; enfin, je décrirai la méthode à laquelle je me suis arrêté, après quelques essais, et qui, dans seize cas, m'a permis d'atteindre le double but que je m'étais proposé.

Sur ces seize observations que je soumets à votre appréciation, il y a quatorze cas d'adénites du cou et deux de la région inguinale. Tous ces sujets étaient atteints d'adénites idiopathiques.

Précédemment (*Bordeaux Médical*, 1877), j'avais essayé sur deux malades un traitement analogue à celui que j'ai définitivement adopté, après avoir modifié, en le simplifiant, l'appareil opératoire.

PREMIÈRE PARTIE

La première méthode généralement employée par
les praticiens lorsqu'ils ont à combattre une adénite
cervicale, à ce moment où la tumeur, rouge et dure,
ne présente pas trace de fluctuation, est la méthode
dite *résolutive*. Quelle que soit la cause qui ait provoqué
l'inflammation du ganglion, on emploie en général
les préparations iodées à l'extérieur, et à l'intérieur
combinées avec l'huile de foie de morue. Si on
observe attentivement les résultats obtenus par cette
médication, je crois qu'il est difficile de lui attribuer
une part bien notable dans la résolution qui se
produit quelquefois. Le plus fréquemment, la marche
de la maladie n'est nullement influencée; si l'adénite
s'est présentée, dès le début, avec des caractères
nettement inflammatoires, la suppuration ne tarde
pas à se produire, et le traitement n'a pas eu le
temps d'exercer sérieusement une action qui, pour
le traitement interne du moins, doit agir d'abord sur
une diathèse, pour atteindre ensuite sa manifestation.
D'autres fois, encore, la suppuration ne se fait pas, les
symptômes inflammatoires se dissipent et le ganglion
reste dur, indolore, mais ne tarde pas à augmenter

3.

de volume, pour arriver à constituer d'énormes adénites chroniques hypertrophiques qui, par leur volume, finissent par constituer une gêne considérable et parfois même un danger assez sérieux pour motiver une opération, dont les résultats ne sont pas toujours très heureux.

Je ne prétends point, par ce qui précède, rejeter absolument la méthode résolutive, et même, chez la plupart des malades que j'ai eu à soigner pour des adénites sous-maxillaires, j'ai administré de l'huile de foie de morue additionnée d'iode métallique; mais je dirigeais ces agents, lorsque j'avais affaire à des sujets manifestement strumeux, non pas contre la manifestation *momentanée* de la scrofule, mais contre la diathèse elle-même, sans espérer arrêter la marche de l'adénite, mais dans le but de préserver peut-être mon malade du retour d'accidents dus à la même cause.

Je n'hésite pas à dire que la terminaison par suppuration m'a paru bien plus favorable que celle qui amène le malade à l'adénite chronique hypertrophique, car chez tous les malades que j'ai traités par la méthode que j'emploie aujourd'hui, le traitement, comme on peut le voir par les observations, n'a été que de très courte durée. Aussi, loin de chercher à empêcher la formation du pus, je la favorise, autant que possible, dès le début, en n'employant pour le pansement que de simples cataplasmes de riz très chauds et très fréquemment renouvelés.

Le passage à la forme hypertrophique me paraît des plus défavorables; aussi je chercherais, par tous les moyens possibles, à l'éviter, en faisant suppurer le ganglion, même par des moyens énergiques. Mon Observation Iʳᵉ a trait à un malade atteint d'une de ces adénites hypertrophiques dont je provoquai la suppuration par une injection irritante, et qui guérit parfaitement, après que la marche de la maladie eut été modifiée. En résumé, voici la règle de conduite à laquelle je me suis arrêté : ne jamais rien tenter dans le but d'entraver la formation du pus, lorsque les ganglions sont enflammés; la favoriser, au contraire, par tous les moyens en mon pouvoir, et la provoquer au besoin, si l'adénite semble marcher vers la terminaison par hypertrophie. Je ne cherche pas seulement à favoriser l'établissement de la suppuration, mais encore je désire la voir apparaître au plus tôt, car plus tardivement elle se montre, plus étendu est le foyer envahi par les produits inflammatoires, et, plus tard, par le pus; enfin, comme à son apparition commence un traitement que je crois très efficace, la durée totale de la maladie est d'autant moindre que la fluctuation a pu être perçue plus près du début de l'affection.

Le pus une fois formé et son existence constatée par la fluctuation, bien des procédés ont été employés et préconisés. Les uns sont depuis très longtemps abandonnés, d'autres fréquemment employés; enfin, quelques-uns ont été décrits et employés presque exclusivement par leurs auteurs, sans se créer une place dans la pratique journalière.

La première question qui se pose est celle-ci : Faut-il ouvrir les abcès ganglionnaires? Quelques chirurgiens qui, du reste, n'ont pas trouvé, je crois, beaucoup d'imitateurs, n'hésitent pas à répondre négativement.

Les parents du malade sont toujours à peu près de cet avis; ce point est important, car, le plus souvent, le médecin éprouve les plus grandes difficultés à faire accepter une manière de voir opposée, premier résultat qu'il est cependant nécessaire d'obtenir, car on ne peut agir sans le consentement de la famille. Le public, en général, a une répulsion instinctive pour l'ouverture des abcès du cou; il redoute la cicatrice, ce stigmate qui lui inspire tant de dégoût; vous lui affirmez que la *grosseur* contient du pus; mais il ne le voit pas, et, par conséquent, espère encore qu'il n'en est rien; enfin, comme l'issue du pus est suivie de la formation d'une cicatrice, qu'il faut surtout éviter, il ne voit pas pourquoi il serait avantageux de la faciliter. Qu'après l'incision il reste, et c'est inévitable, une cicatrice, même très peu apparente, très fréquemment la faute en sera au médecin, qui, en employant d'autres moyens, eût pu faire *fondre* l'abcès au lieu de l'ouvrir lui-même. La première difficulté sera donc de faire accepter par la famille l'incision ou la ponction. Aujourd'hui, tout le monde pense que le pus doit être évacué; pourquoi, en effet, le laisser séjourner dans l'abcès, et que peut-on espérer de cette pratique? Si on ne donne pas au pus une issue au dehors, lui-même fera ce travail; les tissus seront envahis dans une plus grande étendue, en sorte que le nombre des ganglions affectés augmentera rapidement, le tissu cellulaire sous-cutané sera rapidement détruit, la peau peu à peu amincie, envahie dans toute son épaisseur par des productions fibrineuses qui en amèneront la mortification, et le pus finira par perforer le tégument, en formant de petits

orifices fistuleux, par lesquels l'abcès évacuera son
trop plein. Ces orifices ne tardent pas à s'agrandir
par le fait d'une gangrène moléculaire de la peau,
décollée, et, ne recevant que peu de vaisseaux, dont
le calibre est même le plus souvent effacé par les
produits inflammatoires, il ne tarde pas, en général,
à se faire une large ulcération blâfarde, à bords
décollés, et dont la cicatrisation, souvent des plus
longues à obtenir, se fera par un tissu déprimé et
radié, laissant le malade définitivement défiguré.

Le Dr Tournié a publié, dans l'*Union Médicale*
(année 1874), un petit Mémoire préconisant l'emploi
du collodion dans les adénites sous-maxillaires,
pendant la période où on ne peut constater encore
l'existence du pus. Grâce à ce moyen, il aurait vu
la maladie s'amender et disparaître très rapidement
chez *trois* de ses malades, sans qu'il eût été nécessaire
d'intervenir par le bistouri.

Les observations relatées par l'auteur le sont dans
des termes assez vagues et ne fournissent aucun
renseignement sur la cause qui avait provoqué la
maladie. L'auteur attribue les heureux résultats ainsi
obtenus à la compression exercée par le collodion.
Pour ma part, je ne crois pas qu'une couche de
collodion, même du plus parfait, puisse comprimer
une tumeur ganglionnaire du cou. Il n'y a réellement
compression d'un foyer inflammatoire que lorsque
toutes ses parois ont été rendues assez inextensibles
pour s'opposer efficacement à son développement,
dans n'importe quel sens. Dans le cas d'une adénite
cervicale, si la surface cutanée est rendue inexten-
sible, le ganglion se développe quand même et très

facilement, en refoulant les parties profondes pour se faire de la place. Souvent, sous l'influence d'une cause très légère, on voit un ganglion du cou augmenter de volume, devenir douloureux et bientôt disparaître. C'est qu'alors probablement l'irritation du voisinage n'a pas été suffisante, ou la constitution du malade n'a pas été suffisamment mauvaise, pour que les lésions, dépassant les limites d'une simple congestion, arrivassent à la période de formation du pus. C'est probablement à des cas de ce genre qu'a eu affaire M. Tournié, qui, du reste, ne préconise la compression par le collodion que dans les cas où le ganglion n'est pas encore abcédé.

La nécessité d'ouvrir ces abcès étant admise, reste à savoir à quel moment il convient de le faire. L'ancien précepte d'Ambroise Paré, qui préconisait, dans ce cas, les incisions tardives, a trouvé quelques partisans; mais aujourd'hui la grande majorité des praticiens est d'accord pour conseiller l'évacuation du pus, au moins dès que l'abcès est formé. Pour moi, chez les quelques malades qu'il m'a été donné de soigner pour des adénites du cou, j'ai toujours agi, lorsque cela a été possible, aussitôt que j'ai pu percevoir la fluctuation, et la guérison a été d'autant plus rapide, que j'ai pu évacuer plus tôt le pus. S'il est admis qu'il faut ouvrir ces abcès afin d'éviter le travail de destruction qui accompagne le séjour du pus dans le foyer, pour la même raison il me paraît très rationnel de l'évacuer dès qu'on a acquis la certitude de sa présence.

Si presque tous les chirurgiens sont d'accord sur les deux points précédents, il n'en est plus de même sur la façon dont l'abcès ganglionnaire doit être ouvert. A côté de l'incision assez étendue pour permettre au pus un écoulement facile, un grand nombre de procédés ont été imaginés par des chirurgiens préoccupés surtout d'éviter la cicatrice apparente que redoutent tant les malades. L'incision n'est donc pas pratiquée dans les mêmes conditions par tous les praticiens; quelques-uns conseillent de ne faire que de très petites incisions, juste suffisantes pour permettre l'écoulement du pus, qu'on facilite le plus souvent alors par la compression. En procédant ainsi, si tout marche bien, à sa guérison le malade ne porte que des traces insignifiantes de sa maladie. Malheureusement, il n'en est pas toujours ainsi; malgré toutes les précautions, il arrive fréquemment que le pus, continuant à se former et ne trouvant pas une issue suffisante par la petite incision, décolle peu à peu le tégument, amène la disparition du tissu cellulaire, et il ne tarde pas à se former spontanément un nouvel orifice, qui fréquemment reste fistuleux, si la constitution du malade favorise ce mode de terminaison. Le malade se trouve alors dans la même situation que si la marche de la maladie eût été abandonnée à elle même, avec une poche purulente étendue dont il faut chercher à ranimer la vitalité, ce qui n'est pas toujours facile. Même alors que tout marche bien, la guérison se fait toujours attendre au moins trois septenaires, dans les cas favorables. Si ce traitement a pu être recommandé, faute de mieux, dans le cas d'une adénite franchement aiguë et suppurée se produisant chez un sujet dont la constitution est bonne et nullement entachée de scrofule, je ne crois pas qu'on doive y avoir recours pour les sujets lymphatiques atteints d'adénites du cou, qui ont mis un temps assez long à évoluer et qui n'ont présenté de phénomènes inflammatoires qu'au dernier moment, lorsque le ganglion s'est abcédé. Ce qu'il importe alors, c'est d'enlever rapidement le pus et d'en tarir rapidement la source, car, chez ces malades, le pus semble appeler le pus, et le plus petit foyer ne tarde pas à s'étendre très loin dans des tissus très disposés à suivre la même évolution.

D'autres chirurgiens, au contraire, conseillent d'inciser de bonne heure, avant que le foyer ne soit agrandi, et d'inciser largement, dans le but de faciliter l'écoulement du pus aussitôt après sa formation, sans qu'il puisse séjourner dans la poche. La plaie qui résulte de ces larges incisions est assez étendue; mais, si elle a été faite au début, si, par conséquent, elle a porté sur une peau encore saine et doublée de son tissu cellulaire, à la condition que tout marche comme pour un abcès chaud ordinaire, on obtient une cicatrice non déprimée, linéaire, peu apparente. La large incision a l'avantage de permettre des pansements antiseptiques et stimulants, dont le résultat est généralement fort satisfaisant; toutefois, on peut lui reprocher de laisser une trace plus apparente qu'une incision par ponction. Avec ce procédé, encore, le traitement est assez long, et il peut arriver que les bords de la plaie s'ulcèrent, ce qui fait perdre tous les bénéfices de l'intervention chirurgicale.

Quelques médecins, préoccupés surtout d'éviter la cicatrice, ont imaginé des méthodes ayant pour but de permettre l'évacuation du pus par des ouvertures très petites, et dont la cicatrisation peut se faire sans laisser de marques apparentes.

Parmi ces divers procédés, un surtout, celui de Bonnafont, a joui et jouit encore aujourd'hui d'une grande réputation parmi les praticiens; mais leurs auteurs, pour les principaux procédés, du moins, ne les ont appliqués qu'au traitement des adénites inguinales. Là, le traitement est beaucoup plus facile, vu que, dans cette région, on peut facilement appliquer en même temps la compression, qui constitue un adjuvant d'une efficacité toujours incontestable, et parfois même indispensable, comme dans le procédé de Bonnafont, où elle facilite la sortie constante du pus, qui, sans cela, ne trouvant qu'un orifice de sortie punctiforme, pourrait ne pas s'écouler du tout et rendre absolument inutile la première partie du traitement. Quant aux adénites sous-maxillaires, ces méthodes ont dû certainement leur être appliquées; mais nous n'avons trouvé, malgré de nombreuses recherches, aucun mémoire ou article de journal nous faisant connaître le résultat de tentatives de ce genre.

Le procédé préconisé par Bonnafont (*Mémoires de l'Académie des Sciences*, 1856) et employé par Guersant, consiste à passer à la base de l'adénite deux fils en croix; grâce à ce procédé, ce praticien a pu obtenir la guérison d'adénites inguinales vénériennes en un temps relativement très court, puisque la durée du traitement n'a été, en moyenne, que de *dix-neuf jours*.

Il ne m'est pas venu à l'esprit d'appliquer le séton filiforme au traitement des adénites des ganglions du cou, pour plusieurs raisons. D'abord, la compression,

4.

du moins une compression réelle et efficace, me
semble, dans cette région, absolument impossible; on
ne peut produire la strangulation pour tenter de
guérir une adénite; or, la compression est un adjuvant
indispensable; le séton fraye au pus un chemin dans
lequel il ne peut s'engager sans y être poussé. Cette
condition ne pouvant être remplie pour les adénites
sous-maxillaires, je redouterai, en employant le séton
filiforme, de ne produire d'autre effet que celui de
favoriser le travail inflammatoire, en introduisant un
corps étranger dans l'abcès, et, par conséquent,
d'augmenter la production du pus sans en favoriser
efficacement l'évacuation.

Quelques médecins ont tenté d'obtenir la guérison
des adénites en pratiquant des piqûres multiples et
profondes au centre de la tumeur.

Dans ce but, Daime, de Marseille, se servait d'une
aiguille ordinaire, Multon, de Londres, employait
l'aiguille de Dieffenbach. Il est à présumer que ces
méthodes n'ont pas donné des succès bien marqués,
puisque leurs auteurs, à peu près seuls, les ont
employées et n'ont guère insisté sur leur pratique.
M. Crocq, de Bruxelles, pratique également des
ponctions multiples; mais il les fait avec un petit
trocart, ce qui lui permet d'évacuer entièrement le
pus contenu dans l'adéno-phlegmon; après quoi, il
cherche, par une compression méthodique, à lui
assurer l'écoulement, en même temps qu'à favoriser
l'accolement des parois. M. Crocq a fait de son procédé
l'objet d'une communication à l'Académie royale de
Médecine de Bruxelles; mais je n'ai pas trouvé, dans
ce Mémoire, des observations, qui me paraissent

nécessaires pour bien étudier et bien fixer les
avantages qu'on peut attendre de cette pratique. En
outre, et je considère ce point comme très important,
la durée du traitement n'y est pas indiquée. Pas plus
que les procédés précédents, les ponctions multiples
ne me paraissent devoir rendre des services marqués
dans tous les cas. Le pus ne peut sortir que difficilement; de plus, on ne fait rien pour en tarir la source.
Pour ces deux raisons, je crois que la durée de la
maladie ne saurait être ainsi diminuée.

Les chirurgiens qui ont imaginé ces ponctions
multiples avaient évidemment pour but principal
d'éviter les cicatrices difformes; on se demande si le
succès a répondu à leurs essais, car il n'est que bien
vaguement question des résultats obtenus dans ce
sens.

Depuis que M. Dieulafoy a publié son remarquable
livre sur l'aspiration des liquides morbides, quelques
auteurs se sont servis de la seringue aspiratrice pour
tenter de guérir sans incision les adéno-phlegmons.

Déjà Lawson Taït avait aspiré le pus et vidé
complètement la poche purulente, en se servant de
la seringue de Pravaz. Lawson Taït a dû incontesta-
blement éprouver des difficultés sérieuses. La lumière
des aiguilles de la seringue de Pravaz est très petite,
et pour que le pus, liquide, toujours épais, puisse y
passer, il faut une aspiration énergique, que ce petit
appareil, pour si parfait qu'il soit, ne peut pas fournir.
Enfin, pour se débarrasser du pus ainsi obtenu et
attaquer ce qui reste dans l'abcès, il est indispensable
de retirer l'instrument et de pratiquer une nouvelle
ponction. Les nombreux aspirateurs imaginés depuis

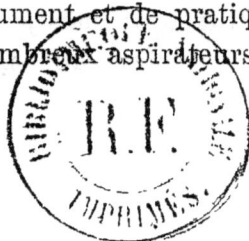

quelques années offrent un moyen bien plus commode,
et c'est de ces appareils que se sont servis tous ceux
qui, depuis quelque temps, ont songé à traiter par
l'aspiration du pus la maladie dont je me suis occupé.

Dans la thèse du Dr Castiaux (thèse de Paris), qui
a lui-même inventé un aspirateur, je trouve l'observation d'une malade traitée par le Dr Lannelongue,
chirurgien des hôpitaux de Paris, malade chez laquelle
l'aspiration eut les plus heureux résultats. Il s'agissait
d'un énorme adéno-phlegmon d'origine scrofuleuse,
situé à la région inguinale. On pratiqua une ponction
aspiratrice, qui fournit une grande quantité de pus
et suffit pour amener une guérison complète et rapide.
C'est la seule observation que je connaisse de guérison
après une seule ponction simple, et j'ai tout lieu de
croire le fait exceptionnel, en considérant les résultats
que fournit la thèse de M. Le Pileur (thèse de Paris).
Du reste, M. Castiaux ne s'occupe pas spécialement,
dans son travail, du traitement des adénites par la
méthode d'aspiration; cette observation n'a d'autre
but que celui de faire connaître un fait très en faveur
de la méthode que l'auteur préconise, et dont il veut
généraliser l'emploi dans le traitement de toutes les
collections de liquides morbides.

A l'hôpital Saint-Lazare, on applique depuis
longtemps l'aspiration au traitement des bubons
vénériens, que les chirurgiens de cet établissement
ont journellement à traiter en nombre très considérable.
M. Le Pileur a choisi ce sujet pour son travail
inaugural, et il s'est proposé de nous exposer la
pratique de son maître, M. Boys de Loury, et les
avantages qu'elle fournit. Les deux principaux seraient

de diminuer très notablement la durée de la maladie, et d'amener la guérison sans laisser de traces de l'existence d'un foyer de suppuration. La méthode que M. Le Pileur s'est proposé de faire connaître et de vulgariser, consiste à aspirer le pus, dès qu'on a acquis la certitude de sa formation; après quoi, à l'aide d'un spica, on exerce une compression aussi exacte que possible. Une seule ponction n'a jamais suffi chez aucun des malades dont M. Le Pileur a joint les observations a sa thèse; chez tous il a fallu y revenir. Par ce procédé, on réussit à éviter les cicatrices difformes; quant à la durée, elle a été en moyenne de vingt jours.

Est-il nécessaire de faire remarquer que si cette méthode offre de grands avantages dans la région inguinale, elle doit être bien moins efficace si elle est dirigée contre les adéno-phlegmons de la région sous-maxillaire. La compression du foyer est évidemment très importante pour obtenir l'accolement des parois, et nous avons vu précédemment qu'il ne faut pas y songer à la région cervicale. Dans le travail de M. Le Pileur, il ne s'agit, du reste, que du traitement des bubons inguinaux.

Bien avant moi, quelques médecins ont cherché à remplir la double indication d'extraire le pus par un petit orifice, puis, en agissant sur le foyer, d'empêcher ou du moins d'en atténuer la reproduction. Werteim, de Vienne (*Wienner médical,* 1870), pratiqua des ponctions, et, après avoir vidé l'abcès, il y introduisait quelques gouttes d'une solution morphinée, dans la proportion de 0,20 centigrammes de chlorhydrate de morphine pour 4 grammes d'eau. Bien que Werteim

se soit servi d'un sel de morphine, son but n'était pas
de combattre la douleur, dont le foyer purulent, une
fois vidé, peut être le siége, mais de modifier la
vitalité de ses parois. Il attribue une action topique
des plus efficaces au chlorhydrate de morphine.
Malheureusement, l'auteur n'a pas fourni tous les
renseignements qui seraient nécessaires pour juger de
l'efficacité du traitement, qu'il dit simplement lui
avoir fourni de très bons résultats.

Un chirurgien de l'armée italienne, Danielli, a
cherché à modifier les parois de l'abcès, en y injectant
une solution de sulfate de cuivre au centième. Danielli
opère de la façon suivante (*Giorn. Med. militare*,
1868) : Il plonge au centre de la tumeur un bistouri
très étroit, fait sortir le pus par cette ouverture, et
injecte, avec une petite seringue, autant de la solution
cuprique que la poche peut en contenir. La solution
est laissée pendant quelques minutes, puis, après
l'avoir retirée, en pressant doucement, il emploie un
bandage compressif; le plus souvent une seule
injection suffirait pour amener la guérison.

Danielli fournit deux observations; il s'agit de
bubons de la région inguinale; la durée du traitement
a été comprise entre huit et dix jours, la guérison,
la terminaison constantes. J'ai eu recours à l'injection
de sulfate de cuivre pour la première adénite cervicale
que j'ai eu à soigner; la tumeur était peu volumineuse,
et j'avais pu opérer aussitôt la formation du pus. Une
seule injection m'a suffi pour obtenir, au bout de
douze jours, une guérison parfaite; mais la douleur
fut extrêmement vive; une inflammation des plus
intenses envahit le foyer purulent et les tissus

circonvoisins; il y eut de la fièvre (la température
monta un instant jusqu'à 39°2), si bien que je pus
redouter un moment des complications assez graves.
Je n'oserais point affirmer que dans tous les cas les
mêmes symptômes doivent se reproduire; mais, bien
que le résultat final eût été excellent, ils m'effrayèrent
assez et me causèrent assez d'ennuis pour me faire
renoncer à imiter de nouveau la conduite de Danielli.
L'idée du chirurgien italien me parut cependant très
rationnelle, et je cherchais également à remplir les
deux indications qu'il avait poursuivies : extraire le
pus par une ouverture très petite et dont la cicatrice
soit peu apparente, diminuer la durée de la maladie
en modifiant les parois de l'abcès par une injection.

DEUXIÈME PARTIE

Pendant l'année 1877 *(Bordeaux Médical*, n° 48), je traitai avec succès deux cas d'adéno-phlegmon de la région sous-maxillaire, en enlevant le pus avec l'appareil de Dieulafoy, et, me servant du même aspirateur, je faisais pénétrer une quantité variable d'une solution phéniquée. Ces deux malades ont guéri rapidement, et, dès lors, j'ai eu recours au même traitement chez plusieurs autres dont je publie les observations à la suite de ce travail.

Je n'emploie plus l'aspirateur pour l'extraction du pus; j'ai recours à un moyen bien plus simple. L'aspiration n'a, en effet, d'autre but que d'empêcher la pénétration de l'air dans la poche qu'on vient de vider; ce résultat est obtenu parfaitement lorsqu'on ne fait qu'une seule ponction, ou bien lorsque, en en pratiquant plusieurs, on les fait sur des points différents. Mais si, au contraire, on ne veut faire qu'une seule ouverture, comme on est obligé de s'en servir plusieurs fois, tous les avantages de la seringue pneumatique sont perdus. J'ai donc renoncé à cet instrument parce que, dans ce cas, je le considérais comme inutile, et que je préfère dès lors en employer un beaucoup plus simple, beaucoup plus facile et commode à manier, en même temps qu'il donne les mêmes résultats.

Pour les quinze malades que j'ai soignés pendant les derniers mois, j'ai toujours employé exactement le même procédé, celui dont je vais parler.

Si je vois le malade dès le début de la maladie, alors que la peau est rouge et tendue, que, par la palpation, on sent une masse dure et plus ou moins volumineuse, un peu mobile encore ou absolument fixée, mais qu'il n'existe aucun indice de la présence du pus, loin de chercher, par des moyens topiques d'une efficacité contestable (onguent mercuriel, iodure de plomb, etc.), à empêcher la suppuration, je fais tous mes efforts pour la favoriser, en prescrivant des applications émollientes. Une fois même j'ai provoqué la suppuration dans une masse ganglionnaire hypertrophiée, et n'ai pas eu lieu de m'en repentir. Dès qu'un peu de fluctuation m'a donné la certitude qu'il y a du pus de formé, ou bien si, dès ma première visite, je trouve du pus en n'importe quelle quantité, lorsque je vois le malade pour la première fois, je pénètre dans le foyer purulent.

De mes observations il résulte, en effet, que la durée du traitement a été d'autant moindre, que l'intervention avait eu lieu plus près du début, et que les malades qui ont exigé le plus de temps pour guérir sont, au contraire, ceux chez qui j'avais trouvé, dès la première visite, une fluctuation évidente. Toutefois, alors même que, à mon arrivée, la peau est déjà très amincie et prête à céder, j'applique le même traitement, et chez deux malades, pris dans ces conditions, j'ai obtenu une guérison aussi parfaite que chez les autres, mais après un temps notablement plus long. Pour pénétrer dans l'abcès, je me sers, au besoin, du trocart explorateur ordinaire, qui se trouve dans toutes les trousses. Je l'enfonce perpendiculairement jusqu'au moment ou je sens son point libre; je suis alors certain d'être dans l'abcès; l'instrument exécute des mouvements de circumduction. Le trocart est alors retiré; le pus s'écoule facilement par la canule, grâce à une légère pression exercée avec deux doigts embrassant la base de l'abcès; aussitôt le pus évacué, je fais pénétrer, avec une petite seringue en verre, une solution phéniquée dans la proportion de quatre pour cent. Je me garde bien de provoquer la sortie du liquide ainsi injecté; au contraire, je retire brusquement la canule et j'introduis dans l'ouverture une mèche formée de plusieurs brins de cordonnet de soie, et que je fixe avec une légère couche de collodion. Deux fois par jour au début, une seule fois ensuite, j'enlève la mèche, je fais sortir le liquide, j'introduis de nouveau jusqu'au centre de la poche la canule garnie d'un mandrin à extrémité émoussée, et je fais pénétrer une nouvelle quantité du même liquide, que j'enferme chaque fois dans la cavité par le même procédé. La même manœuvre est répétée tous les jours jusqu'à la guérison complète.

La ponction avec le petit trocart est des plus faciles; l'instrument effraie beaucoup moins les malades que le bistouri. Dès que l'injection a pénétré dans l'abcès, il se produit une douleur assez vive, comparable à celle qu'éprouvent les sujets à qui on pratique une injection iodée après la ponction de l'hydrocèle; cette douleur, que les malades comparent à une brûlure, persiste assez longtemps et quelques heures après la première injection, où la peau de la région devient pour quelques heures rouge, luisante et tendue. Chez quelques malades, il s'est fait un petit mouvement fébrile après cette première injection; mais je ne l'ai pas vu persister au-delà de quelques heures. Lorsque la première injection est retirée, elle est toujours mélangée à une forte proportion de pus; mais, à partir de la troisième, il n'en est plus de même : le liquide est légèrement trouble, quelquefois un peu roussâtre; bientôt il sort absolument limpide. A partir du deuxième jour, les injections ne produisent plus qu'une douleur insignifiante; l'introduction de la canule et celle de la mèche sont faciles et ne présentent aucune difficulté. Les dimensions de la poche diminuent très vite; on s'en aperçoit aisément à ce que l'extrémité de la canule est chaque jour moins libre et à ce que la quantité de solution phéniquée qu'on peut y faire pénétrer est moindre. Dès que l'injection, après avoir séjourné toute la nuit dans l'abcès, sort à peu près limpide, je ne fais plus qu'une seule injection par jour, et je cesse absolument lorsque j'éprouve de grandes difficultés à introduire la canule sans forcer et que le liquide ne pénètre plus. A dater de ce moment, il ne reste plus que la petite plaie qu'a faite la pointe du trocart, et qui est complètement guérie le lendemain.

Par les observations qui suivent, on verra que la durée du traitement est, en somme, très courte; quant à la trace que laisse la piqûre, elle est punctiforme et même tend à disparaître complètement au bout de quelque temps.

Comme j'ai déjà dit, je ne me sers plus d'un aspirateur, parce que je considère que ses avantages disparaissent, étant donné le nombre de pansements assez grand qu'on est obligé de pratiquer. Danielli ponctionnait avec un bistouri à lame très mince; je préfère employer un petit trocart explorateur, long de cinq à six centimètres. Cet instrument offre ici plusieurs avantages : d'abord, la petite plaie qu'il produit est toujours moins étendue que celle du bistouri; ensuite il offre de grands avantages pour le pansement. Lorsqu'on intervient tout-à-fait au début, et évidemment c'est là le moment le plus favorable, le foyer purulent est peu étendu; l'injection, pour y arriver, a besoin d'y être directement déposée, ce qui, avec une petite seringue ordinaire, ne laisse pas que d'offrir certaines difficultés. Avec le trocart armé d'un mandrin à extrémité émoussée, la chose est des plus faciles : l'instrument est introduit tout doucement par l'orifice qu'il a pratiqué la première fois; lorsqu'on peut imprimer quelques mouvements de circumduction à son extrémité, on peut être assuré qu'on est arrivé au centre du foyer, et on peut, dès lors, être certain que le liquide arrivera où l'on désire.

Pour fermer l'orifice de la ponction, après y avoir introduit l'injection, je me sers d'une petite mèche faite avec des fils de soie et non avec de la charpie de lin ou de chanvre. La mèche n'a d'autre but que de faire, dans ce cas, l'office de bouchon, et d'empêcher le liquide de sortir. Avec la soie on obtient ce résultat aussi bien qu'avec la mèche de fil, et, comme elle ne se gonfle pas, comme cette dernière elle ne tend pas à agrandir l'ouverture, ce

qui est inutile et ce que je cherche même à éviter,
afin d'obtenir une cicatrice d'autant plus petite. Quant
au collodion, je n'ai d'autre but, en en mettant une
petite couche très peu étendue, que celui de maintenir
la mèche en place; mais je ne recherche nullement la
compression.

C'est à l'usage de l'acide phénique que je crois
devoir attribuer la guérison relativement rapide que
j'ai obtenue sur les malades que j'ai soumis au
traitement dont je viens de parler. Ce corps est
journellement employé dans le pansement des plaies,
et il est peu de médecins qui n'aient à s'en louer. La
plupart des chirurgiens l'emploient seulement comme
antiseptique, dans le but de désinfecter le pus et
d'empêcher le développement des germes, auxquels
un grand nombre de savants illustres attribuent un
rôle des plus importants, capital même, dans la
production des complications qui enlèvent un si grand
nombre d'opérés. La remarquable discussion qui s'est
engagée à l'Académie de Médecine sur le pansement
des plaies, démontre que les vertus antiseptiques de
l'acide phénique ne sont pas contestées; mais il est
bien permis, je crois, d'admettre également que cet
agent exerce une action des plus favorables sur les
surfaces en suppuration. Un Allemand, Lieberman,
avait essayé de hâter la guérison des abcès froids par
l'usage des injections à l'acide phénique. Ces tentatives
ne furent pas couronnées de succès; mais je n'ai
trouvé aucune indication sur la manière dont le
médicament avait été employé, ni sur la proportion
contenue dans la solution. Plus tard, Callender
(British med. journal) eut l'idée d'employer l'acide

phénique contre la même maladie. Il aurait obtenu des résultats surprenants en injectant une solution phéniquée dans la cavité des abcès froids ne reconnaissant pas pour cause une lésion osseuse ou un corps étranger. Callender a observé que, dès le second jour, l'écoulement cesse d'être purulent, diminue beaucoup en quantité et devient simplement séreux, pour disparaître plus rapidement que par tout autre traitement.

C'est la lecture du Mémoire de Callender qui m'a donné l'idée d'essayer l'acide phénique en injection pour modifier les parois de l'abcès qui résulte de la suppuration des ganglions du cou.

OBSERVATIONS

Observation Ire.

Le jeune Philippe X.... est un enfant d'une constitution on ne peut plus chétive ; il porte sur le corps les stigmates de différentes affections scrofuleuses cutanées et osseuses, et garde le lit depuis deux mois pour une tumeur blanche de l'articulation tibio-tarsienne droite, qui rend la station debout impossible.

Cet enfant est âgé de douze ans ; il a trois sœurs plus jeunes, dont deux ont eu à la région cervicale des adénites qui ont guéri après une longue durée et en laissant d'horribles cicatrices qui, chez l'aînée, occasionnent une attitude vicieuse de la tête.

Le père de cet enfant est atteint depuis trois ans d'un lupus ulcéré, auquel il n'a opposé aucun traitement.

Il y a quinze mois environ que les parents de Philippe X... se sont aperçus qu'il se formait une petite tumeur à la région sous-maxillaire gauche ; mais il n'ont recherché aucune espèce d'intervention médicale, sachant bien, disent-ils, que tous leurs enfants doivent avoir des accidents analogues. Cependant, aucun accident inflammatoire ne se produisait, mais la tumeur grossissait assez rapidement ; sur ces entrefaites, du gonflement se manifestait à l'articulation tibio-tarsienne, et l'enfant, dans l'impossibilité de continuer sa vie de vagabond, était cloué par le mal sur son mauvais grabat.

La tumeur cervicale continue à augmenter de volume, formant une saillie du volume d'une orange mandarine ; elle gêne considérablement le malade ; c'est à ce moment que j'ai la bonne fortune d'être appelé près de cet enfant. Je le trouve dans un état pitoyable : pâle, amaigri, dans la presque impossibilité d'ouvrir la bouche pour manger. La tumeur est parfaitement arrondie, sans bosselures ; la peau, qui glisse dessus assez facilement, est parcourue de nombreuses arborisations veineuses ; la tumeur elle-même est encore un peu mobile dans le sens antéro-postérieur ; sa consistance est dure et élastique, la pression n'éveille que fort peu de douleur.

Trois jours après, j'étais de nouveau rappelé ; l'enfant se plaignait d'un peu de gêne pour respirer. Ne voulant pas tenter l'extirpation de la tumeur ganglionnaire, je résolus d'en amener la suppuration, comptant que le procédé que j'avais déjà employé pour les adénites suppurées me permettrait de guérir la maladie ainsi transformée plus rapidement que par l'extirpation, qui eût laissé une large plaie chez un sujet qu'on ne pouvait, sans un grand danger, exposer à une nouvelle suppuration. Après quelques essais infructueux (piqûres multiples), sur les conseils de mon habile confrère et meilleur ami le Dr Vergely, dont les avis me guident toujours dans les cas difficiles, je fis une injection interstitielle de vingt gouttes d'une solution au dixième de tartre stibié.

Le lendemain, dans la soirée, la peau était rouge, la tumeur y adhérait et était immobilisée. Le malade accusait des douleurs lancinantes, le pouls était à 96.

Le troisième jour, je sentis un peu de fluctuation, et aussitôt je pratiquais une ponction avec le petit trocart. Le pansement consécutif fut fait comme dans les autres cas ; la suppuration était très abondante et mélangée de débris coriacés.

Vingt-un jours seulement après la ponction, la petite plaie se refermait.

Je revis le jeune malade douze jours après la guérison de son adénite ; la peau avait repris toute sa mobilité, la déformation était fort peu apparente, et par le palper on trouvait encore une petite grosseur mobile, du volume d'une petite noix. Le lendemain, l'enfant était atteint de la variole, et le quatrième jour il succombait couvert de plaques hémorrhagiques.

Dans ce cas, on le voit, la durée de la suppuration a été plus longue que chez les malades qui offraient des adénites suppurant spontanément; mais ce temps n'a pas été bien long, si on tient compte de l'état de santé déplorable dans lequel se trouvait le sujet et du volume considérable de la tumeur envahie par la suppuration.

Observation II.

Mme L... est âgée de quarante-sept ans, d'un tempérament nullement lymphatique et d'une santé habituellement excellente.

Il y a un mois environ, elle s'aperçut de l'existence d'une petite tumeur, du volume d'une noisette, dans la région inguinale droite, et en fut vivement préoccupée, car, un an auparavant, un de ses parents était mort d'accidents herniaires.

Son médecin, appelé à ce moment, diagnostiqua *un commencement de hernie,* et prescrivit l'usage d'un bandage inguinal, qui fut appliqué le jour même. Malade et médecin font des efforts désespérés, mais infructueux, pour réduire la prétendue hernie, et appliquent un bandage exerçant une pression énergique.

La tumeur augmente graduellement de volume jusqu'au 25 décembre, jour où je suis appelé auprès de la malade.

Je constate une adénite inguinale, dont la marche a été accélérée par les manœuvres de la malade; la peau est rouge et très chaude, la tumeur du volume d'un œuf de poule, absolument immobile et présentant un peu de fluctuation très profonde. Ponction qui donne issue à une notable quantité d'un pus franchement phlegmoneux, et qui est suivie d'une injection phéniquée que je m'efforce de laisser séjourner dans l'abcès.

Le lendemain, la malade me déclare avoir beaucoup souffert; le liquide que je retire par la pression est purulent; le pouls est à 104. Nouvelle injection, qui est retirée le lendemain, presque limpide; le pouls est revenu à 88, l'appétit reparaît.

Le pansement est répété tous les jours; il ne se produit aucun incident; l'état général est bon, le liquide, à sa sortie, est un peu roussâtre.

Je cesse les injections le 4 janvier; la petite plaie est
complètement fermée le 6.

Observation III.

Petite fille de six ans, dont la mère est atteinte de tuber-
cules pulmonaires en voie de ramollissement; l'enfant paraît
assez vigoureuse; excellentes conditions hygiéniques.

Le 3 janvier 1878, je suis appelé. Je constate une tumeur
rouge très douloureuse, très chaude, non fluctuante, située à
la région sus-hyoïdienne; la peau est adhérente. Prescriptions :
cataplasmes souvent renouvelés, huile de foie de morue iodée
à l'intérieur.

Le 5, je perçois de légers signes de fluctuation. Ponction
avec le trocart, que je suis obligé d'enfoncer à une profondeur
de un centimètre et demi environ; issue par la canule d'une
quantité de pus bien lié, représentant environ une cuillerée à
café. Injection phéniquée pratiquée immédiatement et renou-
velée tous les jours, deux fois pendant deux jours, une seule
ensuite.

Le troisième jour à partir de la septième injection, il ne
s'écoule plus qu'un liquide séreux, qui se tarit complètement
le cinquième jour.

Le sixième jour au soir, je trouve l'orifice de la piqûre
complètement fermé par une petite croûte presque linéaire,
qui se détache quatre jours après, ne laissant qu'une petite
cicatrice de deux millimètres environ.

Deux mois après, j'ai revu l'enfant; on ne trouvait
absolument aucune trace de la maladie.

Observation IV.

Petite fille de quatre à cinq ans, née de mère strumeuse; un
frère, âgé aujourd'hui de dix ans, a subi une résection,
pratiquée par un chirurgien de Paris, pour une maladie du
coude, probablement une tumeur blanche, qui a duré dix-huit
mois, et dont il est aujourd'hui parfaitement guéri, avec un
membre enkylosé dans la demi-flexion.

Au moment où je vois la malade, je perçois de très faibles
signes de fluctuation sur une grosse tumeur ganglionnaire
située à droite, sous l'angle de la mâchoire, et qui a débuté il
y a sept jours environ. J'enfonce un trocart, et n'obtiens qu'un

liquide séreux, roussâtre. Injection phéniquée pénétrant très difficilement.

Neuf heures après avoir enlevé la mèche, je vois sortir du pus bien franc. Injection phéniquée, dont une notable partie est bien conservée; pansements renouvelés deux fois par jour, puis une seule.

Guérison complète, avec cicatrice insignifiante, le septième jour.

Observation V.

Garçon de dix-sept ans, de taille très élevée, 1 mètre 91 centimètres, très grêle, condition misérable, atteint d'une ulcération à la portion moyenne du sternum et due à une carie de cet os; les parents de ce jeune homme ont succombé, il y a plusieurs années, à des maladies qu'il ne sait pas bien indiquer.

Je trouve le malade, le 12 février, portant une adénite à la région sous-maxillaire du côté gauche; la maladie a commencé il y a environ neuf jours. Aujourd'hui, on perçoit des signes évidents de fluctuation. Ponction donnant issue à un pus très fétide et abondant. Deux injections phéniquées : la première servant de lavage, la deuxième laissée dans l'abcès.

Les injections sont renouvelées deux fois par jour pendant une semaine; je n'en fais ensuite qu'une par jour jusqu'à la guérison, qui n'est complète que le vingt-troisième jour.

Ce malade était dans un état de santé déplorable et dans des conditions hygiéniques aussi mauvaises que possible. J'ai suivi le malade jusqu'à ces derniers jours; sa carie sternale poursuit sa marche, et, lors de ma dernière visite, on percevait sous la clavicule gauche quelques craquements humides.

Observation VI.

Enfant de neuf ans, bien constitué, appartenant à des parents aisés et très vigoureux.

Une adénite cervicale s'est montrée après un coup ayant fracturé la première molaire du maxillaire inférieur, et amené consécutivement un abcès de la gencive, qui expulsa un fragment d'alvéole.

Les moyens employés pour obtenir la résolution furent infructueux, et la fluctuation se montra rapidement. Ponction, injections phéniquées répétées une seule fois par jour. Guérison parfaite le cinquième jour.

Observation VII.

Une jeune fille de vingt-trois ans, d'une bonne santé habituelle, est atteinte, à la suite d'un refroidissement, d'une adénite sous-maxillaire du côté droit.

Quatre jours après le début de la maladie, on pouvait constater tous les signes qui révèlent l'existence du pus. Ponction le 1er mars ; issue d'une cuillerée environ d'un pus épais et jaunâtre ; je pratique immédiatement une injection phéniquée.

Le lendemain, le liquide sortait à peine teinté de pus, mais accompagné d'un peu de sang ; sur les instances de la malade, qui prétendait avoir beaucoup souffert pendant le séjour de la solution phéniquée, l'injection ne fut pas répétée.

La petite plaie était absolument fermée trois jours après la ponction.

Observation VIII.

Un petit garçon de quatre ans, vivant chez des parents accablés de misère, est atteint d'une adénite à la région sus-hyoïdienne, à la suite d'un impétigo qui occupe tout le menton.

Dès que je puis percevoir la fluction, je ponctionne et pratique tous les jours une injection, que je laisse séjourner dans la poche.

Pendant onze jours, le liquide sortit fortement mélangé de pus ; le douzième, il devint tout à coup séreux, et, en huit jours, dix-neuf après la ponction, la guérison était complète. Il a fallu trois mois pour vaincre l'impétigo.

Observation IX.

La malade, âgée de trente-neuf ans, marchande de journaux sur la voie publique, est un type de scrofuleuse ; elle porte déjà une large ulcération, datant de quatre mois, à la région parotidienne droite.

Je la vois pour une adénite volumineuse siégeant à droite, à la région moyenne du cou, le long du muscle sterno-mastoïdien; la fluctuation est très manifeste. Ponction suivie d'injections journalières. Sécrétion séreuse dès le second jour. Malgré ce signe, que je considère comme favorable, la guérison de cette affection ne fut complète qu'au bout de vingt-neuf jours; l'ulcération parotidienne paraît devoir céder à l'emploi du sulfure de carbone.

Observation X.

Jeune homme de quinze ans, atteint d'une adénite inguinale gauche consécutive à une uréthrite violente, et traitée sans succès par une injection abortive à l'azotate d'argent.

Dès ma deuxième visite, je puis constater que du pus est formé; en effet, la ponction donne issue à une quantité de pus que je puis évaluer approximativement à deux grandes cuillerées. Des injections phéniquées, renouvelées une fois par jour, sortirent, dès la première, presque limpides, et la guérison complète était obtenue le cinquième jour, après que des boissons émollientes et alcalines eurent dissipé les symptômes inflammatoires du côté de l'urèthre.

Observation XI.

Jeune garçon de quatre ans; impétigo du cuir chevelu, adénite de la nuque. Ponction le troisième jour; très minime quantité de pus; injections phéniquées.

Guérison après le sixième jour.

Observation XII.

On me mène une petite fille de huit ans, atteinte, en même temps que d'une kérato-conjonctivite, d'une adénite sous-maxillaire; à gauche, on perçoit un peu de fluctuation.

Je pratique la ponction le jour même, et la fais suivre d'injections phéniquées, que je renouvelle deux fois par jour, à grand peine, à cause de l'indocilité de la malade.

Les quatre premières injections ne sont pas conservées. La petite plaie est complètement fermée au bout de quatorze jours; mais, dans l'intervalle, un nouveau ganglion était atteint dans le voisinage. Il fut impossible de décider l'enfant à le laisser ponctionner; la suppuration se fit jour d'elle même, et aujourd'hui, au bout de quarante-neuf jours, il n'y a pas de tendance à la guérison.

J'ai employé le même procédé de traitement chez cinq autres enfants atteints d'adénites cervicales. L'un d'eux n'a pu être suivi; pour les quatre autres, la durée du traitement a été de cinq, huit, dix et seize jours. La guérison a toujours été obtenue sans cicatrices apparentes.

Quelques auteurs, après avoir décrit une nouvelle méthode de traitement appliquée à la maladie dont je m'occupe, exposé les résultats obtenus et donné des observations, ont cru devoir se baser sur ces dernières pour fixer un nombre de jours indiquant la durée moyenne du traitement qu'ils préconisent. Il est bien difficile, je crois, que ces chiffres aient quelque exactitude, de quelque maladie qu'il s'agisse, puisque celles-ci varient beaucoup sous tous les rapports, suivant les conditions dans lesquelles se trouve le malade. Ceux qui liront mes observations penseront, je crois, comme moi, que si je voulais m'en servir pour établir une durée moyenne du traitement que j'ai employé, je n'obtiendrais qu'un résultat n'ayant aucune signification. Les conditions n'ont presque jamais été les mêmes; très souvent il s'agissait de gens misérables, ne pouvant qu'à grand peine se procurer les choses les plus indispensables, placés dans des conditions telles qu'on se demande comment ils peuvent résister aux causes de destruction; d'autres fois, et rarement, les malades pouvaient s'aider des excellentes conditions que donnent une bonne alimentation et une habitation saine. Certains de mes malades étaient doués d'une bonne constitution ; leur adéno-phlegmon n'était arrivé que provoqué par une lésion voisine ; d'autres, au contraire, étaient de ces gens scrofuleux chez lesquels on voit survenir à tout instant des collections purulentes, sans qu'on puisse en déterminer les causes. Avec des éléments aussi divers, comment établir une moyenne? Je crois devoir y renoncer.

Je crois cependant devoir ajouter les observations à ce petit Mémoire, car quelques faits en ressortent clairement à mon avis. Ainsi, on remarquera que les malades qui m'ont permis d'intervenir tout-à-fait au début de la phase de suppuration ont été très rapidement guéris. La durée a été particulièrement longue pour des sujets déjà affaiblis par une maladie chronique ayant débuté avant l'adénité cervicale. C'est le cas des malades qui font le sujet des observations I, VI, IX. Pour d'autres, la durée a été très courte : cinq, six et même (observation VII) trois jours ; alors j'avais pu ponctionner au début des malades dont la santé générale et la position sociale étaient satisfaisantes. D'une manière générale, on peut dire qu'au moment où l'injection revient très peu chargée de pus, on peut être certain que la guérison définitive est prochaine. Les choses se sont passées ainsi pour tous mes malades, sauf pour la femme qui fait le sujet de l'observation IX ; mais celle-ci était dans des conditions si mauvaises, que son observation ne peut infirmer ce que je considère comme une règle.

En cherchant un nouveau mode de traitement des adénites cervicales, je me suis proposé, je l'ai dit au début de ces quelques pages, un double but : 1° en abréger la durée ; 2° éviter au malade la cicatrice apparente. Je crois pouvoir conclure de ce qui s'est produit chez les quelques malades qui se sont confiés à mes soins, que ce résultat a été obtenu par le procédé que je viens de décrire.

APPENDICE

Ce travail était terminé lorsque j'eus l'occasion de soigner une jeune femme ayant un bubon inguinal consécutif à un chancre mou, compliqué par une légère tendance au phagédénisme. La maladie était déjà à une période avancée, lorsque je vis la malade pour la première fois.

Le 19 mai, la fluctuation, nettement perceptible, indiquait que la suppuration existait déjà au moins depuis la veille. La peau de la région était rouge et très douloureuse; la malade avait eu pendant les deux jours précédents de la fièvre et des vomissements. Je ponctionnai aussitôt et obtins un demi grand verre de pus; une injection phéniquée suivit la ponction et fut enfermée dans l'abcès. Au bout de seize heures, lorsque je revis ma cliente, je trouvai la peau de la région malade très rouge, mais l'injection que je retirai sortit presque limpide. Les injections furent faites jusqu'au 22 au soir. A dater de ce moment, la cavité s'était tellement rétrécie que je ne pus y faire pénétrer le liquide; il fallut cesser.

Aujourd'hui, le 24, l'ouverture est fermée par une petite croûte punctiforme; tout gonflement a disparu;

la peau a repris sa coloration normale; il ne reste qu'un très léger empâtement.

Si cette observation unique ne m'autorise pas à affirmer que la ponction suivie d'injection phéniquée donne d'aussi bons résultats dans l'adénite inguinale vénérienne que dans celles du cou, elle me permet, du moins, de l'espérer, et m'engage à répéter l'expérience à la première occasion qui s'offrira.

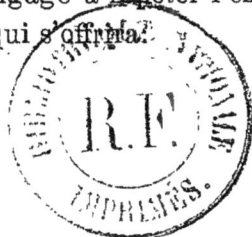

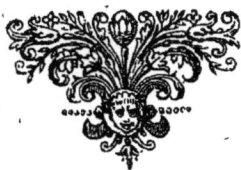

www.ingramcontent.com/pod-product-compliance
Lightning Source LLC
Chambersburg PA
CBHW071352200326
41520CB00013B/3199